T0194437

essentials

essentials liefern aktuelles Wissen in konzentrierter Form. Die Essenz dessen, worauf es als „State-of-the-Art" in der gegenwärtigen Fachdiskussion oder in der Praxis ankommt. *essentials* informieren schnell, unkompliziert und verständlich

- als Einführung in ein aktuelles Thema aus Ihrem Fachgebiet
- als Einstieg in ein für Sie noch unbekanntes Themenfeld
- als Einblick, um zum Thema mitreden zu können

Die Bücher in elektronischer und gedruckter Form bringen das Fachwissen von Springerautor*innen kompakt zur Darstellung. Sie sind besonders für die Nutzung als eBook auf Tablet-PCs, eBook-Readern und Smartphones geeignet. *essentials* sind Wissensbausteine aus den Wirtschafts-, Sozial- und Geisteswissenschaften, aus Technik und Naturwissenschaften sowie aus Medizin, Psychologie und Gesundheitsberufen. Von renommierten Autor*innen aller Springer-Verlagsmarken.

Weitere Bände in der Reihe http://www.springer.com/series/13088

Susanne Regus

Die iliakale Endofibrose bei Radrennfahrern und Triathleten

Eine Ursache belastungsabhängiger Oberschenkelschmerzen bei Ausdauersportlern

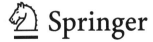 Springer

Susanne Regus
Klinik für Gefäßchirurgie
Anregiomed Klinikum Ansbach
Ansbach, Deutschland

ISSN 2197-6708   ISSN 2197-6716 (electronic)
essentials
ISBN 978-3-658-33432-1   ISBN 978-3-658-33433-8 (eBook)
https://doi.org/10.1007/978-3-658-33433-8

Die Deutsche Nationalbibliothek verzeichnet diese Publikation in der Deutschen Nationalbiblio-
grafie; detaillierte bibliografische Daten sind im Internet über http://dnb.d-nb.de abrufbar.

Planung/Lektorat: Fritz Kraemer
Springer ist ein Imprint der eingetragenen Gesellschaft Springer Fachmedien Wiesbaden GmbH
und ist ein Teil von Springer Nature.
Die Anschrift der Gesellschaft ist: Abraham-Lincoln-Str. 46, 65189 Wiesbaden, Germany

Was Sie in diesem *essential* finden können

- Hilfestellungen bei der oft übersehenen Differentialdiagnose belastungsabhängiger Oberschenkelschmerzen bei Ausdauersportlern
- Anschauliche und auch für den Laien verständliche Informationen über durch intensiven Ausdauersport verursachte Erkrankungen der Beckenschlagadern
- einen Überblick von der Erstbeschreibung bis zur gefäßchirurgischen Therapie
- einen Ausblick bei zu erwartender Zunahme der Erkrankungsfälle

Inhaltsverzeichnis

Über die Autorin

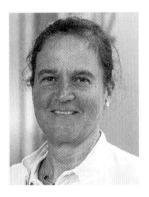

PD Dr. med. Susanne Regus,

- Klinikum Ansbach, Escherichstrasse 1, 91522 Ansbach
- susanne.regus@anregiomed.de
- https://www.anregiomed.de/medizin-und-pflege/klinikum-ansbach/chirurgie/sektion-endovasku laere-chirurgie/team

Erstbeschreibung der iliakalen Endofibrose

1

1.1 Was ist die Endofibrose und warum heißt das Krankheitsbild so?

Die iliakale Endofibrose ist eine Sonderform der peripheren arteriellen Verschlusskrankheit, welche bei Ausdauersportlern beschrieben wird. Es handelt sich hierbei um eine Verengung der Beckenschlagadern (iliakale Arterien), und hier insbesondere der äußeren Beckenschlagader (Arteria iliaca externa) (siehe Abb. 1.1).

Dem aktuellen Stand der Wissenschaft nach wird diese mit Durchblutungsstörungen des Beines einhergehende Gefäßerkrankung am wahrscheinlichsten durch die sich ständig wiederholende mechanische Belastung, insbesondere beim Radrennfahren in aerodynamischer Position, verursacht. Anders als bei der Zivilisationskrankheit Atherosklerose finden sich aber weder Kalk- noch Fettablagerungen in den der Engstelle zugrundeliegenden Gefäßwandverdickungen. Vielmehr handelt es sich um eine narbige Verdickung der Gefäßinnenwand, was den Namen Endofibrose erklärt.

1.2 Wann und wo wurde dieses Krankheitsbild erstmalig beschrieben?

Das erste Mal beschrieben wurde die iliakale Endofibrose bei zwei französischen Profi-Radrennfahrern. Beide befanden sich 1979 bzw. 1983 in gefäßchirurgischer Behandlung und unterzogen sich hier einer operativen Therapie. Beiden gemeinsam war eine intensive Trainingsbelastung mit einer Fahrleistung von

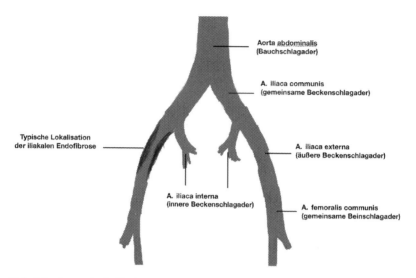

Abb. 1.1   Anatomie der Beckenschlagadern und Lokalisation der Endofibrose

20.000 bis 30.000 km pro Jahr sowie die jahrelange Latenz bis zur richtigen Diagnosestellung.

Beim ersten Fall handelte es sich um einen 23-jährigen Radrennfahrer, der seit drei Jahren unter unklaren, belastungsabhängigen Hüft- und Oberschenkelschmerzen rechts litt. Es erfolgten physiotherapeutische Maßnahmen unter der Verdachtsdiagnose einer muskulären Verletzung oder Überlastungsreaktion. Diese Maßnahmen blieben allerdings ohne Erfolg, die Beschwerden waren progredient und die sportliche Karriere gefährdet.

Beim zweiten handelt es sich um einen 24-jährigen, der bereits vier Jahre unter linksseitigen Beinschmerzen bei maximaler Belastung klagte. Auch dieser Patient wurde durch Maßnahmen, welche unter der Verdachtsdiagnose einer muskulären Überlastungserscheinung behandelt wurden, nicht beschwerdefrei.

Bei beiden erfolgte die Vorstellung beim Gefäßchirurgen erst nach einer jahrelangen Latenz. Die korrekte Diagnosestellung erfolgte damals schließlich mittels konventioneller Angiographie, woraufhin bei beiden eine operative Ausschälung der äußeren Beckenschlagader (Arteria iliaca externa) vorgenommen und das Gefäß mit einer körpereigenen Vene rekonstruiert werden konnte. Erfreulicherweise war es beiden daraufhin möglich, ihre erfolgreiche Karriere im Profisport fortzusetzen und wichtige nationale sowie internationale Wettkämpfe für sich zu entscheiden. Publiziert wurden beide Fallberichte 1985.

1.3 Wieviele Publikationen gibt es seither?

Interessant ist nun die Betrachtung der wissenschaftlichen Publikationen sowie deren Qualität seit 1985. Bei einer Pubmed-Recherche findet man im Zeitraum von 1985 bis 2020 91 Publikationen zum Thema der iliakalen Endofibrose, wobei sich eine deutliche Zunahme der Anzahl an Publikationen in den letzten 10 Jahren zeigt (siehe Abb. 1.2).

Bei den meisten handelt es sich um Fallberichte (49) oder kleinere, meist retrospektive Singlecenter-Studien (19). Desweiteren wurden 21 Reviews (1 systematisches Review) und eine Umfrage unter Experten (Delphi Consensus Paper) veröffentlicht. Es existieren keine randomisierten Multicenter-Studien und auch keine Leitlinien zur Behandlung der iliakalen Endofibrose.

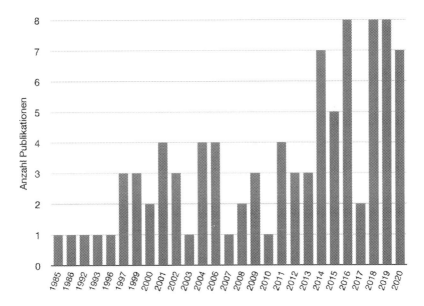

Abb. 1.2 Anzahl der wissenschaftlichen Publikationen über die Endofibrose seit der Erstbeschreibung 1985

Bei den Fallberichten zeigt sich eindrucksvoll, dass die diagnostische Latenz nach wie vor mehrere Jahre beträgt und die Patienten oft eine lange Leidensgeschichte hinter sich haben, bis die richtige Diagnose gestellt wird. Beachtlich ist dies insbesondere im Hinblick auf die wahrscheinliche Zunahme an betroffenen Patienten. Dies ist zum einen durch die heutzutage flächendeckend verfügbare Magnetresonanz-Angiographie erklärbar. Trotz aller technisch-apparativer Fortschritte ist dennoch von einer nicht unerheblichen Dunkelziffer auszugehen.

Interessanterweise gibt es Hinweise darauf, daß die diagnostische Lücke bei betroffenen Profisportlern länger zu sein scheint als bei Hobby- und Amateurathleten. Gründe hierfür sind derzeit nicht bekannt.

1.4   Warum muss mit einer Zunahme der Fälle gerechnet werden?

Ein weiterer Grund für die vermutliche Zunahme an betroffenen Patienten ist die immense Popularität des Ausdauersports, insbesondere des Triathlons, mit weiterhin steigender Tendenz.

Triathlon gehört als Kombination der drei Disziplinen Schwimmen, Radfahren und Laufen zu der beliebtesten Ausdauersportart unserer heutigen Zeit. Der erste Triathlon fand im Rahmen der Fitnesswelle 1974 in San Diego statt. Es wurden 46 Teilnehmer dokumentiert, die 500 m Schwimmen, 8 km Radfahren und 10 km Dauerlauf absolvierten. Vier Jahre, also 1978, später fand dann der erste Ironman-Wettkampf auf Hawaii statt. Hierbei wurden 3,8 km geschwommen, 180 km Rad gefahren und 42,2 km gelaufen. Dies sind die bis heute gültigen Distanzen eines Langdistanz-Wettkampfes. Seither hat sich allerdings zudem der sogenannte Ultra-Triathlon entwickelt, bei denen ein Vielfaches der Langdistanzstrecken zurückgelegt wird, zum Beispiel der Double- (2×), Triple- (3×), Quintuple- (5×) oder Deca- (10×) Ultratriathlon. Die zum Absolvieren dieser Distanzen notwendige hohe Trainingsintensität lässt vermuten, dass die Anzahl an betroffenen Athleten mit einer iliakalen Endofibrose zunehmen wird. Wichtig und erwähnenswert in diesem Zusammenhang ist auch die Tatsache, dass zunehmend Indoor-Trainingsmöglichkeiten genutzt werden. Dies wird unter anderem auch an der steigenden Verkaufszahl von Smart Trainern und Usern der Online-Trainingsmöglichkeiten (z. B. Zwift) deutlich. Auch hier werden teilweise erhebliche Trainingsumfänge und -strecken absolviert, zusätzlich motiviert durch den spielerischen Charakter dieser Plattformen.

Letztlich spricht für eine Zunahme dieser Erkrankung noch die rasante Entwicklung der aktiven Triathleten in Deutschland. Die deutsche Triathlon Union

(DTU) freut sich über eine 60-fache Zunahme der Mitgliederzahl seit 1982 (1982: 992 Mitglieder; 2006: 26.869 Mitglieder; 2020: 60.600 Mitglieder).

Dies und die ungebrochene Siegesserie auf Hawaii seit 2014 (Sebastian Kienle 1×, Patrick Lange 2×, Jan Frodeno 3×) verdeutlichen die außerordentliche Popularität dieser Sportart in Deutschland.

Im Jahr 2019 gab es sogar drei Siege zu verzeichnen: bei den Männern im Profi- sowie Amateurbereich und bei den Frauen erstmalig im Profibereich.

Aus diesem Grund sollten Kenntnisse über dieses Krankheitsbild schon in der Ausbildung aller medizinischer, physiotherapeutischer und sonstiger Berufsgruppen, die mit Triathleten und deren trainingsbedingten Problemen zu tun haben, erworben werden.

1.5 Gibt es Spezialisten und Behandlungszentren in Deutschland?

Bisher gibt es deutschlandweit kein Behandlungszentrum für die Diagnostik und Therapie der iliakalen Endofibrose. Dies wäre aber sicherlich im Interesse aller an der Behandlung beteiligten Berufsgruppen sowie ganz besonders der Betroffenen selbst. Nur durch die Etablierung eines Endofibrose-Behandlungszentrums können optimale und für den Patienten bestmögliche Behandlungsergebnisse erzielt werden. Zudem könnte durch eine Zentrumsbildung dieses seltene Krankheitsbild weiter erforscht und wichtige Erkenntnisse zur Ätiologie, den besten Behandlungsmethoden sowie deren Langzeitergebnisse gewonnen werden. Wünschenswert wäre die Entwicklung von qualitativ hochwertigen und fundierten Behandlungsleitlinien. Dies wird allerdings trotz intensiver Bemühungen voraussichtlich noch einige Zeit in Anspruch nehmen.

Durch eine Zentrumsbildung könnte insbesondere auch unter Berücksichtigung der Beliebtheit des Triathlonsports in Deutschland ein Umdenken beziehungsweise eine der in der Behandlung tätigen Mediziner und Nichtmediziner erfolgen.

Insbesondere Gefäßchirurgen zögern oft bei der Indikationsstellung zur invasiven Therapie der Endofibrose, da es sich strenggenommen um eine sogenannte Lifestyle-Indikation handelt. Der übliche gefäßchirurgische Patient kann nur noch wenige Meter gehen oder hat bereits nicht heilende Wunden und ist durch eine Amputation der Extremität gefährdet. Der an der Endofibrose leidende Patient ist ein absoluter Kontrast hierzu: er ist jung, durchtrainiert und kann regelhaft ohne Probleme und beschwerdefrei längere Lauf- und Radstrecken zurücklegen, als der sie behandelnde Gefäßchirurg. Folglich ist es durchaus verständlich, dass der Mediziner in solchen Fällen Hemmungen hat, einen operativen Eingriff- nicht frei von Risiken- zu empfehlen, nur um dem Athleten seine Trainings-Laufstrecke von beispielsweise 20 auf 40 km zu erhöhen.

Bei genauer Betrachtung ist es allerdings meist mehr als eine Lifestyle Indikation. Die Athleten verdienen nicht selten ihren Lebensunterhalt mit dem Sport und sind deshalb auf perfekte Trainingsbedingungen und optimale Fitness angewiesen. Aber auch im Amateurbereich haben viele Betroffene Probleme damit, auf den aus ihrer Sicht immens wichtigen und zu ihrem Leben dazugehörenden Sport zu verzichten.

Ätiologie und Pathogenese

2

2.1 Warum kommt es zur Endofibrose?

Bei der iliakalen Endofibrose handelt es sich um eine Gefäßerkrankung, die mit einer Verengung der betroffenen Arterie einhergeht. In unseren Breitengraden ist die Atherosklerose, welche als Zivilisationskrankheit betrachtet werden muss, die häufigste Ursache für Gefäßverengungen oder -verschlüsse. Bei den meist älteren Patienten, die an einer Atherosklerose leiden, spielen kardiovaskuläre Risikofaktoren wie Bluthochdruck, Übergewicht, erhöhte Cholesterinwerte, Zuckerkrankheit oder Nikotinabusus die entscheidende Rolle. Hierbei kommt es aufgrund erhöhter Blutzucker- und Blutfettwerte zu Ablagerungen in der Gefäßwand, wodurch sogenannte atheromatöse Plaques entstehen. Diese können aufgrund der systemischen Ursachen in allen Gefäßgebieten des Körpers auftreten, zum Beispiel den Halsschlagadern, den Herzkranzgefäßen oder den Becken- und Beinschlagadern.

Patienten mit einer Endofibrose haben allerdings seltenst kardiovaskuläre Risikofaktoren und sind meist jung, zwischen 20–50 Jahren alt. Folglich spielen oben genannte systemische Faktoren bei der Entstehung der Endofibrose keine Rolle.

Die Schädigung der äußeren Beckenschlagader bei der Endofibrose entsteht durch eine isolierte Druckbelastung (lokale mechanische Belastung) während des Trainings und insbesondere im Wettkampf.

2.2 Warum ist hauptsächlich die äußere Beckenschlagader betroffen?

Wie bereits eingangs erwähnt, ist die Endofibrose zu über 90 % in den Beckenschlagadern (Iliakalarterien) lokalisiert, daher auch die Bezeichnung iliakale Endofibrose. In Einzelfällen wurde von einem Befall der gemeinsamen

© Der/die Autor(en), exklusiv lizenziert durch Springer Fachmedien
Wiesbaden GmbH, ein Teil von Springer Nature 2021
S. Regus, *Die iliakale Endofibrose bei Radrennfahrern und Triathleten*, essentials,
https://doi.org/10.1007/978-3-658-33433-8_2

Beckenschlagader (A. iliaca communis) oder der Leistenschlagader (A. femoralis communis) berichtet, zum allergrößten Teil ist die iliakale Endofibrose aber im Bereich der äußeren Beckenschlagader (A. iliaca externa) lokalisiert (siehe Abb. 1.1).

Zur Beantwortung der Frage, warum die gemeinsame Beckenschlagader äußerst selten mitbetroffen ist, gibt es mehrere Erklärungsansätze. Die plausibelste und anatomisch am ehesten nachvollziehbare ist die, daß letztere relativ stark im umgebenden Gewebe fixiert, wohin gegen die äußere Beckenschlagader beweglich und mobil ist. Somit bleibt die gemeinsame Beckenschlagader auch bei Hüftbewegungen oft an Ort und Stelle, während die äußere Beckenschlagader ständig mitbewegt wird. Aus diesem Grund unterliegt die äußere Beckenschlagader insbesondere im Abgangsbereich einer erheblichen mechanischen Belastung. Es kommt zu einer gewissen Knickbildung der Arterie, insbesondere aufgrund der extremen Beugung des Hüftgelenks in aerodynamischer Position (siehe Abb. 2.1a). Provoziert wird dies außerdem durch die oft trainingsbedingt vorliegende Verlängerung (Elongation) der Arterie (siehe 2.1b)

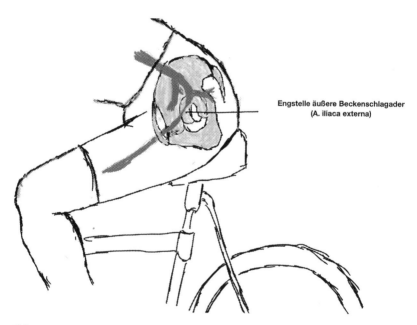

Engstelle äußere Beckenschlagader
(A. iliaca externa)

Abb. 2.1a Schema der Lokalisation und Provokation durch Aerodynamik

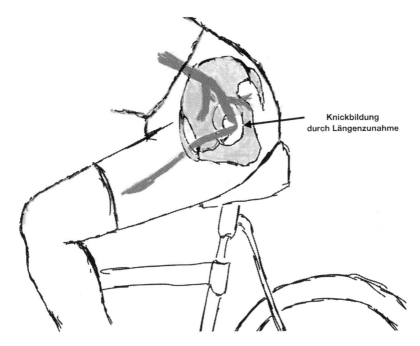

Abb. 2.1b Verstärkte Knockbildung durch trainingsbedingte Längenzunahme

sowie eine Vergrößerung (Hypertrophie) des Hüftbeuge- Muskels (Musculus psoas). Letzterer spannt sich bei jeder Beugebewegung an und übt hierdurch Druck auf die vor ihm liegende Arterie aus (siehe Abb. 2.1c).

2.3 Ist eine Seite häufiger betroffen?

Bei der iliakalen Endofibrose gibt es eine eindeutige Seitenpräferenz. Sie befindet sich bei drei von vier Athleten links, was zunächst verwunderlich ist. Die Zahl der Rechtshänder übersteigt die der Linkshänder deutlich, sodass folglich bei den meisten Menschen die rechte Seite die dominante ist, also auch der Hüftbeugemuskel auf der rechten Seite. Man würde deshalb eigentlich eine häufigere Schädigung der rechten Arteria iliaca erwarten. Die Ursache für die Seitenpräferenz links ist nicht geklärt. Eine mögliche Ursache wäre die anatomische Lage benachbarter Beckenvenen. Die Beckenvene auf der rechten Seite unterkreuzt aus

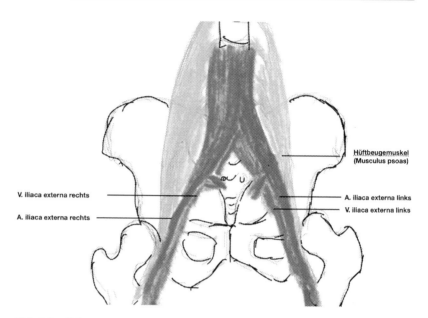

Abb. 2.1c Schema der Anatomie der Beckengefäße sowie Muskulatur

anatomischen Gründen die Beckenschlagader und liegt deshalb in der Mehrzahl der Fälle zwischen Musculus psoas und der Arteria iliaca externa. Hierdurch übt die Vene wie eine Art Polster schützende Wirkung auf die Arterie aus. Links muss die Vene die Arterie nicht kreuzen und liegt meist neben der Arterie, wodurch die schützende Wirkung wegfällt (siehe Abb. 2.1c). Ob dies eine mögliche Ursache für die linksseitige Häufung ist, müßte durch weitere Studien und Aufarbeitung sowie Auswertung intraoperativer Befunde bestätigt werden.

Desweiteren kann die äußere Beckenschlagader durch umgebende Strukturen wie Bindegewebszügel oder Seitenäste der inneren Beckenschlagader zusätzlich komprimiert werden. Außerdem wurde von Ästen der inneren Beckenschlagader berichtet, die zum Hüftbeugemuskel ziehen und dadurch zu einem Abknicken der äußeren Beckenschlagader führen beziehungsweise diese verstärken (siehe Abb. 2.1d, e).

Durch diese ständigen Druck- und Scherbelastungen entstehen kleine, nur mikroskopisch sichtbare Einrisse und Verletzungen der Gefäßwand, die der Körper zu reparieren versucht. Hierbei wird in der Gefäßwand vermehrt Bindegewebe ab- und eingelagert, wodurch es zu einer narbenähnlichen Verdickung kommt.

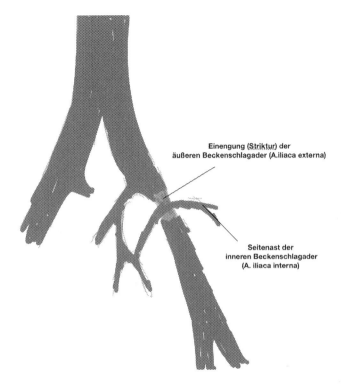

Abb. 2.1d Einengung durch Seitenast der inneren Beckenschlagader

Diese führt dann wiederum zu einer Verengung des Gefäßes und einer gewissen Versteifung.

In diesem Zusammenhang sollte noch ein weiterer möglicher Entstehungsmechanismus erwähnt werden. So gibt es Hinweise darauf, dass die Gefäßwand durch die resultierenden Schädigungen ihrer Innenschicht nicht mehr zu der normalerweise beobachteten Weitstellung (Vasodilatation) bei Belastung und Erhöhung des Blutdrucks und -volumens führt, sondern im Gegenteil zu einer Engstellung (Vasospasmus). Diese Engstellen sind in Ruhe allenfalls geringgradig oder nicht zu sehen und verstärken sich erst bei Belastung. Allem Anschein nach sind Frauen hiervon häufiger betroffen als Männer (Shalhub et al. 2013).

Es ist anzunehmen, dass alle drei Faktoren (Wandverdickung, Knickbildung, Spasmus) zusammen spielen und nicht isoliert betrachtet werden können. Die

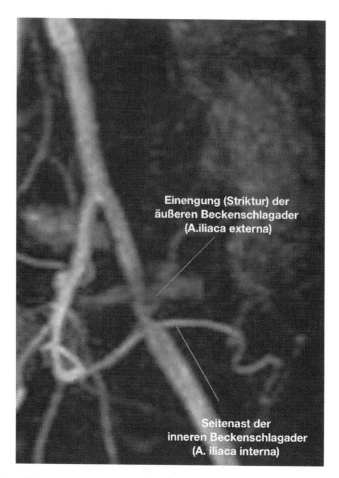

Abb. 2.1e Seitenast in der Kernspinangiographie

Frage, welcher der drei Mechanismen der entscheidende ist, lässt sich nicht mit absoluter Sicherheit beantworten. Nach dem aktuellen Kenntnisstand ist allerdings die Wandverdickung in einem Großteil der Erkrankungsfälle vorhanden, lediglich in einem frühen Erkrankungsstadium kann es vorkommen, dass die beiden anderen Faktoren ausschlaggebend sind und Wandveränderungen noch nicht bestehen.

2.4 Was sind die Unterschiede zur pAVK?

Die Ätiologie der Endofibrose unterscheidet sich wie oben ausführlich erläutert grundsätzlich von der der Atherosklerose. Dies spiegelt sich auch in der Beschaffenheit der Gefäßwand wieder. So imponiert die Läsion bereits mit bloßem Auge sichtbar von gummiartiger Konsistenz ohne Fett- oder Kalkauflagerungen. In der feingeweblichen Untersuchung (Histologie) und Betrachtung unter dem Mikroskop zeigen sich ebenfalls deutliche Unterschiede zur Atherosklerose.

Die Gefäßwand besteht grundsätzlich aus drei Schichten (siehe Abb. 2.2a,b):

1. der Innenschicht (Intima)
2. der mittleren Schicht (Media, bestehend aus Muskulatur) und
3. der Adventitia (Außenschicht)

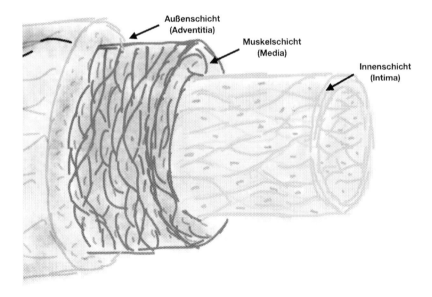

Abb. 2.2a Schematische Darstellung der Gefäßwandschichten Intima, Media und Adventitia

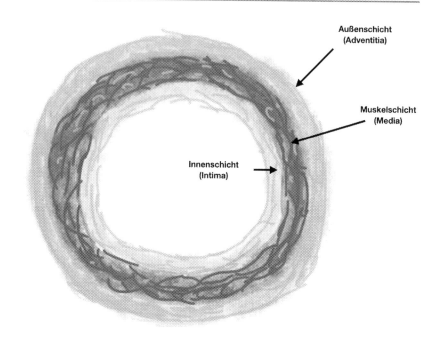

Abb. 2.2b Wandschichten von Blutgefäßen (Querschnitt)

Charakteristisch für die Endofibrose sind semizirkuläre Verdickungen der Intimaschicht durch eine Hyperplasie und Hypertrophie von Bindegewebszellen und Kollagen (siehe Abb. 2.2c–e).

Es fehlen Kalk- und Fettablagerungen, außerdem sind deutlich weniger Entzündungszellen (Makrophagen, Lymphozyten) nachweisbar (Vink et al. 2008). Aber auch Veränderungen der Media und Adventitia wurden beschrieben, allerdings neben und nicht direkt in der Endofibrose-Zone (Kral et al. 2002).

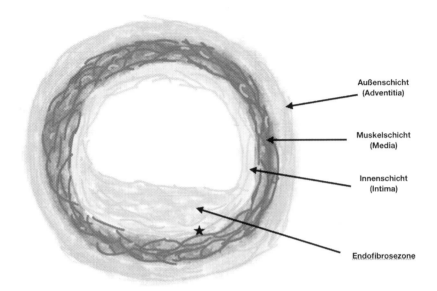

Abb. 2.2c   Wandverdickung bei Endofibrose

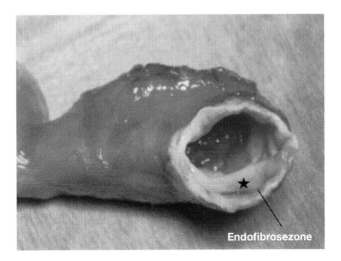

Abb. 2.2d   Endofibrose am Operationspräparat makroskopisch sichtbar

Abb. 2.2e Endofibrose im
mikroskopischen Präparat

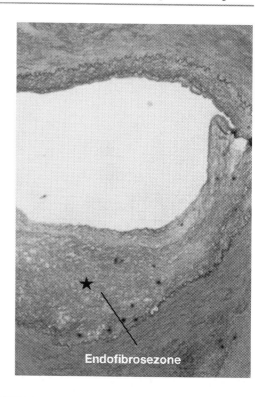

2.5 Gibt es Ähnlichkeiten zu anderen „Sportlerarterien"?

Es gibt nicht nur im Bereich der Beckenschlagadern, sondern auch an anderen
Stellen im Körper Gefäßveränderungen, die bei sportlichen Menschen beobachtet werden. So gibt es im Bereich der Kniekehle arterielle Engstellen oder
Verschlüsse (popliteales Entrapment-Syndrom), die ebenfalls durch eine mechanische Belastung und den Druck benachbarter Muskel- oder Bindegewebszüge
entstehen. Ursächlich sind hier allerdings meist angeborene anatomische Norm-
varianten, d. h. die Muskelzüge kreuzen die Kniekehle anders als im Normalfall
(anatomisches Entrapment-Syndrom) (siehe Abb. 2.3a). Seltener liegt die Ursache in einer trainingsbedingt vergrößerten Muskulatur, die zur Druckbelastung
und Schädigung der Kniekehlenschlagader (A. poplitea) führt (funktionelles
Entrapment- Syndrom). Sehr selten kommt es zu einer Schädigung der Ober-
schenkelschlagader (Arteria femoralis) an der Stelle, wo sie von der Vorder- auf

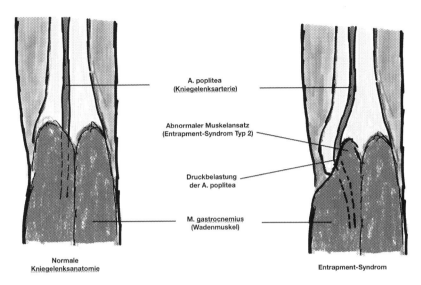

Abb. 2.3a Schematische Darstellung der normalen Kniegelenksanatomie (links) und des Poplitea-Entrapment (rechts)

die Rückseite und hierbei durch die Muskellücken (Adduktorkanal) zieht. Dieses Krankheitsbild wurde vereinzelt bei Langstreckenläufern beschrieben und heißt Adduktorkanal-Syndrom (siehe Abb. 2.3b).

Nach dem aktuellen Kenntnisstand sind lokale mechanische Faktoren (Druckbelastung, Kompression) die Hauptursache dieser Arterienerkrankungen. So ähneln erwartungsgemäß die histologischen Gefäßwand-Veränderungen der Endofibrose denen beim poplitealen Entrapment- oder dem Adduktorkanal-Syndrom. Allen ist gemeinsam, dass die typischen Zeichen der Atherosklerose fehlen und es zu einer Vermehrung von Bindegewebszellen in der Gefäßwand kommt. Hieraus resultiert eine progrediente, also voranschreitende sowie zunehmende Verengung und Versteifung des betroffenen Arterienabschnittes.

Interessant in diesem Zusammenhang ist ein Bericht über einen 35-jährigen Antennenmonteur, der eine hochgradige Engstelle der Leistenarterie hatte. Zurückzuführen war diese Veränderung auf die langjährige intermittierende Kompression im Hüftgurt im Rahmen seiner Berufsausübung. Intraoperativ zeigte sich dann eine hochgradige Engstelle der Leistenschlagader, verursacht durch wiederholte Thrombosen. Dies konnte schließlich auch histologisch bestätigt werden (Schubert et al. 2011).

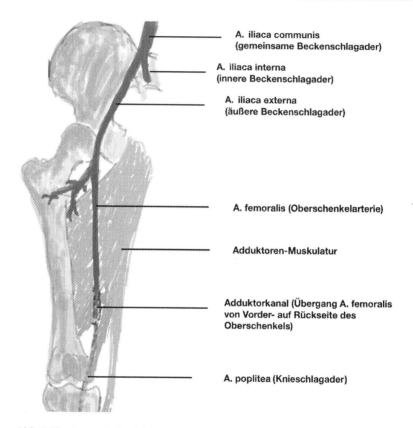

A. iliaca communis
(gemeinsame Beckenschlagader)

A. iliaca interna
(innere Beckenschlagader)

A. iliaca externa
(äußere Beckenschlagader)

A. femoralis (Oberschenkelarterie)

Adduktoren-Muskulatur

Adduktorkanal (Übergang A. femoralis
von Vorder- auf Rückseite des
Oberschenkels)

A. poplitea (Knieschlagader)

Abb. 2.3b   Anatomie des Adduktorenkanals und Durchtritt der Oberschenkelarterie

2.6 Welche Athleten sind betroffen und ab welcher Fahrleistung tritt die Erkrankung gehäuft auf?

Die meisten Fallberichte stammen von Radrennfahrern, zunehmend aber auch von Triathleten und Langstreckenläufern. Die Mehrzahl der Betroffenen stammt aus dem Profibereich, seltener handelt es sich auch um Athleten aus dem Amateursport. In Ausnahmefällen sind Athleten aus anderen Sportarten betroffen, zum Beispiel Fußballspieler, Langlauf-Skifahrer oder Bodybuilder (Kral et al. 2002 und Takach 2006).

Allen Patienten gemeinsam ist eine hohe Trainingsbelastung und nicht selten absolvieren sie eine jährliche Fahrleistung von mehr als 10.000–15.000 km.

Es gibt Schätzungen, dass 10–20 % der Tour de France Rennfahrer an einer Endofibrose leiden [7, Part 1 Decision Plan].

Diagnostische Möglichkeiten und Fallstricke

3.1 Über welche Beschwerden berichten die Betroffenen?

Die meisten Athleten, die an einer iliakalen Endofibrose leiden, berichten über dumpfe Schmerzen im Bereich der Gesäß- oder Oberschenkelmuskulatur bei Belastung und eine komplette Rückbildung der Symptome nach Belastungsende. Die Schmerzen sind vergleichbar mit den Schmerzen, die bei einem intensiven Training im anaeroben Bereich auftreten. Charakteristisch an der Endofibrose ist allerdings, dass diese Schmerzen oft einseitig lokalisiert sind und bei einer Belastungsintensität auftreten, die unter der maximalen Leistungsfähigkeit des Athleten befindlich ist. Des weiteren wird regelmäßig über einen einseitigen Kraftverlust berichtet. Die Schmerzen lassen sich durch eine Minderdurchblutung (Ischämie) der nachgeschalteten Muskulatur erklären.

Die Mehrzahl der Betroffenen vermutet die Ursache der Beschwerden dort, wo die Schmerzen auftreten. Der Verständlichkeit halber sei aber erwähnt, daß Engstellen von Schlagadern regelhaft zu Durchblutungsstörungen der Muskulatur eine anatomische Ebene tiefer führen. Mit anderen Worten führen Engstellen oder Verschlüsse der Beckenschlagadern zu Durchblutungsstörungen der Oberschenkelmuskulatur, Engstellen der Oberschenkelarterie zu Schmerzen der Wadenmuskulatur.

Es werden aber auch untypische Symptome beschrieben, so zum Beispiel abdominelle Krämpfe bei maximaler Belastung. Derartige Schmerzen lassen sich durch eine viszerale Mangeldurchblutung erklären, vermutlich aufgrund der Kollateralisation und Flussumkehr bei Belastung zur Sicherstellung der Durchblutung der Extremität.

S. Regus, *Die iliakale Endofibrose bei Radrennfahrern und Triathleten*, essentials, https://doi.org/10.1007/978-3-658-33433-8_3

Abb. 3.1a Normalbefund
der Knöchel-Arm-
Dopplermessung (Ankle
brachial index; ABI)

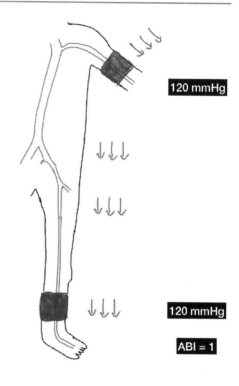

Die Messung des Knöchel-Arm-Dopplerindex (englisch Ankle brachial index, ABI) stellt eine Basisdiagnostik in der Gefäßmedizin dar. Er errechnet sich aus dem Quotienten des Blutdrucks am Fuß zu dem am Oberarm (jeweils in mmHg) und beträgt normalerweise 0,9–1,2 (siehe Abb. 3.1a).

Bei hochgradigen Engstellen oder Verschlüssen, wie man sie oft bei der Atherosklerose beobachtet, ist der ABI in Ruhebedingungen bereits auffällig (pathologisch) und kleiner 0,9 (siehe Abb. 3.1b).

Die Stenosen, welche durch eine Endofibrose ausgelöst werden, sind in aller Regel aber längerstreckig und nur gering- bis mittelgradig, weshalb der ABI unter Ruhebedingungen regelhaft im Normbereich zwischen 0,9 und 1,2 liegt (Abb. 3.1c).

Erst nach maximaler Belastung fällt der ABI auch bei der Endofibrose ab.

Abb. 3.1b Verschluss der
linken Beckenschlagader
bei der peripheren
arteriellen
Verschlußkrankheit (pAVK)

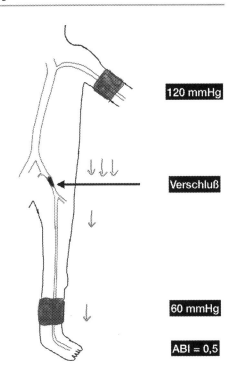

3.2   Warum fällt der ABI nach Belastung?

Es ist eine physiologische Reaktion, dass der Knöchelarteriendruck und folg-
lich der ABI während und nach Belastung der Beinmuskulatur abfällt. Dies ist
dadurch zu erklären, dass bei der Belastung der periphere Widerstand durch die
Weitstellung der Gefäße (Vasodilatation) und damit Sicherstellung der peripheren
Durchblutung abfällt. Nach Ende der Belastung kommt es zu einer Erholungszeit,
die normalerweise nach 1 min abgeschlossen ist. Während dieser Erholungszeit
(Recovery) kommt es in der zuvor belasteten Muskulatur zu einer Weitstellung der
Gefäße, um den erhöhten Sauerstoffbedarf ausgleichen und Stoffwechselabbau-
Produkte abtransportieren zu können. Folglich ist der distal unterhalb hiervon
gemessene Knöcheldruck vermindert, womit sich der Abfall des ABI-Wertes
erklärt (siehe Abb. 3.1d).

Anschließend kommt es nach Abschluss der Erholungszeit zu einer erneu-
ten Umverteilung des Blutes und einer Engstellung (peripheren Vasokonstriktion)

Abb. 3.1c Zustand bei
Endofibrose unter
Ruhebedingungen

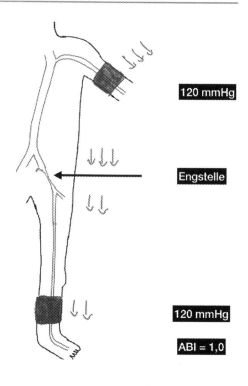

der Bein- und Fußarterien, wodurch der Widerstand zunimmt und der gemessene Verschlußdruck steigt. Wenn es während der Belastung zu einer relevanten Minderversorgung der Muskulatur gekommen ist (zum Beispiel beim Vorliegen einer Endofibrose) resultiert ein stärkerer und länger als 1 min anhaltender Abfall des ABI-Wertes.

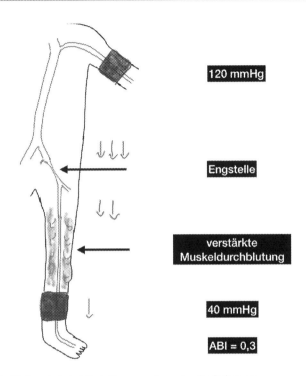

Abb. 3.1d   Meßergebnis bei Endofibrose nach maximaler Belastung

3.3   Warum wird die Erkrankung oft erst nach Jahren richtig diagnostiziert?

Die diagnostische Herausforderung bei den betroffenen Athleten liegt darin, dass die klinisch-angiologische Untersuchung in aller Regel völlig unauffällig ist. So hat die Mehrzahl der Patienten tastbare Fußpulse und der ABI ist, wie oben bereits erläutert, auch auf der betroffenen Seite unter Ruhebedingungen > 1. Selbst bei den üblichen Laufband-Belastungsuntersuchungen bleibt der ABI oft unauffällig, da die Provokationsstellung (Aerodynamik) nicht vorlag.

Eine weitere Schwierigkeit liegt darin, dass die behandelnden Ärzte sowie Physiotherapeuten die Endofibrose als Erkrankung häufig nicht kennen. Es ist durchaus nachvollziehbar, dass weit häufigere und wahrscheinlichere Differenzialdiagnosen stets im Vordergrund stehen und an eine mögliche Gefäßkomplikation nicht gedacht wird. Selbst erfahrene Gefäßchirurgen laufen allerdings Gefahr, die Erkrankung initial nicht zu erkennen, da sie die Situation aufgrund der sehr fitten Patienten ohne jegliche kardiovaskuläre Risikofaktoren unterschätzen. Man könnte auch sagen, dass der übliche gefäßchirurgische Patient alt und krank sowie starker Raucher ist und im Kontrast dazu beim Anblick eines fitten, jungen und dynamischen Athleten von vornherein eine vaskuläre Komplikation bewusst oder auch unbewusst ausgeschlossen wird. Aus diesem Grunde ist eine Sensibilisierung sowie die Kenntnis dieses Krankheitsbild für alle mit Ausdauerathleten beschäftigten Berufsgruppen essenziell und kann helfen, die nach wie vor oft lange Leidensgeschichte der betroffenen Sportler zu verkürzen.

3.4   Gibt es eine Art Screening? Sollte dies etabliert werden? Wenn ja, bei wem?

Ein Screeningprogramm bzw. -empfehlungen im eigentlichen Sinne gibt es bisher nicht. Es hätte aber sicherlich Vorteile, weil hierdurch nicht nur die diagnostische Latenz verkürzt werden, sondern auch die vermutlich hohe und stetig wachsende Dunkelziffer verkleinert werden könnte.

Als Screeningmethode würde sich die Messung des Knöcheldrucks und Bestimmung des ABI in Ruhe und nach maximaler Belastung anbieten. Vorteilig hieran ist, dass diese Untersuchung nicht-invasiv und beliebig oft wiederholbar ist sowie eine sehr hohe Aussagekraft besitzt. Der materielle und zeitliche Aufwand für diese Untersuchungstechnik ist ebenfalls überschaubar. Benötigt wird ein Ergometer oder Smarttrainer inclusive Renn- oder Wettkampfrad des Athleten sowie ein Handdopplergerät (Anschaffungskosten ca. 250–1000 €). (siehe Abb. 3.2).

Ob es nun Sinn macht, jeden Athleten diesem Belastungstest zu unterziehen, ist fraglich, insbesondere beim symptomfreien Athleten. Andererseits ist der Aufwand manch anderer Diagnostik, welche im Rahmen der Leistungsdiagnostik durchgeführt wird, deutlich höher und findet ebenfalls beim asymptomatischen Sportler statt (z. B. Lungenfunktionsprüfung, Belastungs-EKG, etc.).

Deshalb erscheint es durchaus sinnvoll und empfehlenswert, die Bestimmung des ABI nach Belastung in das Programm der Untersuchungen der Leistungsdiagnostik aufzunehmen, besonders (aber nicht nur) bei der Risikogruppe mit einer hohen jährlich Fahrleistung von 10.000 km oder mehr. Dies wäre eine sichere und praktikable Möglichkeit, die vermutlich hohe Dunkelziffer aufzudecken sowie die oft jahrelange Latenzzeit bis zur richtigen Diagnosestellung zu verkürzen. Letztlich wäre es somit eventuell auch möglich, die Endofibrose in

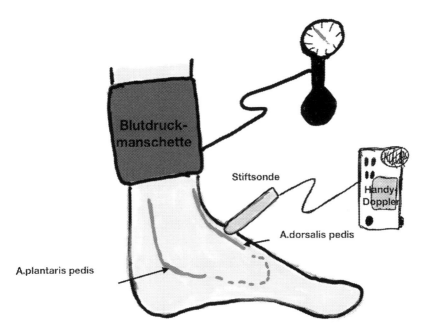

Abb. 3.2 Messanordnung und benötigte Geräte bei der Bestimmung des Knöchel-Arm-Dopplerindex (Ankle brachial Index, ABI)

einem Frühstadium zu entdecken, und zwar bevor die Gefäßwandveränderungen soweit fortgeschritten sind, daß ein operativer Gefäßersatz notwendig ist. Im Idealfall wird die Erkrankung vorher entdeckt, sodass noch keine Operation notwendig oder eine Durchtrennung einengender Muskel- und Gewebszügel als deutlich kleinerer Eingriff ausreichend ist.

3.5   Wie sollte der Belastungstest erfolgen?

Am aussagekräftigsten ist nach eigenen Erfahrungen die maximale Belastung des Athleten bis zur Schmerzgrenze auf seinem eigenen Wettkampfrad unter Verwendung eines Smart-Trainers. Vorteilig hieran ist, dass dies die schmerzauslösende aerodynamische Position am besten provoziert und die maximale Leistung, welche nicht selten 400–600 W beträgt, erreicht werden kann. Empfohlen wird mit einer Belastung von 100 W zu beginnen und diese alle 2 min um 30 W zu steigern.

Ein Abfall des ABI nach maximaler Belastung hat eine hohe diagnostische Aussagekraft, wobei ein Abfall auf 0,66 (oder weniger) 1 min nach Belastungsende mit einer Sensitivität und Spezifität von fast 90 % assoziiert ist. Es wird empfohlen, die Bestimmung des Knöchel- und Armdruckes nach maximaler Belastung gleichzeitig an allen vier Extremitäten durchzuführen, da dieses Vorgehen mit einer höheren Sensitivität und Spezifität für das Vorliegen einer Endofibrose einhergeht als die zeitversetzte Messung der Druckwerte. In einer Studie hatten Athleten am betroffenen Bein nach maximaler Belastung absolute systolische Knöchel-Blutdruckwerte von 100 mmHg und einen ABI-Abfall auf 0,5 und weniger, wohingegen im Vergleich hierzu gesunde Athleten Werte von 150 mmHg und 0,8 aufwiesen.

Ein Vergleich der mittleren Wattleistung zwischen betroffenem und nicht-betroffenem Bein scheint ebenfalls sehr gute Vorhersagewerte (Sensitivität von 76 % und Spezifität von 88 %) zu liefern, allerdings nur in Kombination mit der ABI-Messung. Ein zusätzlicher Nutzen und die Akzeptanz dieses aufwendigeren Testverfahrens bleibt abzuwarten, insbesondere da zunehmend Berichte über beidseitig betroffene Athleten beachtenswert sind und ein Vergleich der maximalen Wattleistung hier dann kaum Aussagekraft besitzt.

3.6   Sieht man im Ultraschall Veränderungen?

Sonographisch zeigt sich im B- Bild- Modus eine echoreiche Wandverdickung der betroffenen Arterie und unter Zuhilfenahme des Farbduplex-Modus kann der Stenosegrad, auch in Hüftbeugung, bestimmt werden. Dies gestaltet sich allerdings auch in geübten Händen teilweise schwierig, da das Spektrum und die Flussgeschwindigkeit in Rückenlage oft unauffällig sind und erst in Hüftbeugung pathologisch werden. Dennoch können insbesondere im Bereich der äußeren (schwieriger gestaltet es sich bei der gemeinsamen) Beckenschlagader Gefäßwandveränderungen und Knickbildungen dargestellt werden, sodass manche Autoren und behandelnde Chirurgen auf eine weitere präoperative Bildgebung verzichten.

Die Darstellung der Beckenarterien in Hüftbeugestellung ist allerdings durchaus anspruchsvoll und ergibt oft nur im fortgeschrittenen Krankheitsstadium pathologische Befunde. Dies ist ein Grund dafür, dass die sonographische Untersuchung vom geübten Untersucher durchgeführt und (im Gegensatz zur technisch einfachen ABI-Messung) nicht an nicht-ärztliches Personal delegiert werden kann.

An dieser Stelle sollte neben der traditionellen Sonographietechnik die Möglichkeit des intravaskulären Ultraschalls (IVUS) erwähnt werden. Hierbei wird ein Katheter mit einer aufgebrachten Sonographie-Sonde in das zu interessierende Gefäß vorgeschoben, womit auch geringgradige Stenosierungen sowie beginnende Intimaveränderungen und -verdickungen dargestellt werden können. Allerdings ist zu beachten, dass IVUS eine invasive Diagnostik ist, die einen perkutanen Zugang ins Gefäßsystem notwendig macht. Dennoch gibt es durchaus Fälle, bei denen in der Kernspinangiographie ein völlig unauffälliger Befund erhoben wurde, mithilfe des intravaskulären Ultraschalls aber eine relevante Stenose detektiert werden konnte.

3.7   Gibt es eine Bildgebung der Wahl?

An weiterführenden bildgebenden Verfahren stehen neben der Schnittbildgebung (MR- und CT-Angiographie) auch die konventionelle Angiographie beziehungsweise digitale Subtraktionsangiographie (DSA) zur Verfügung. Die Sensitivität und Spezifität dieser drei Untersuchungsverfahren sind vergleichbar. Vorteile der MR-Angiographie sind neben der nicht vorhandenen Strahlen- und Kontrastmittelbelastung eine suffizientere Beurteilungsmöglichkeit der Gefäßwand sowie der umgebender Strukturen. Aus diesem Grund gilt sie bei dem jungen Patientengut mittlerweile als bildgebendes Diagnostikum der Wahl (siehe Abb. 3.3).

Es gibt, bedingt durch die technischen Fortschritte der Magnetresonanzgeräte, mittlerweile sogar die Möglichkeit, Dicke und Beschaffenheit der Iliakalarterien exakt darzustellen und somit Endofibrose- Areale in normaler Rückenlage (keine Provokationsstellung mit Hüftbeugung) und ohne jegliche Applikation kontrastverstärkender Agenzien zuverlässig diagnostizieren zu können (Regus 2018).

3.8   Warum sollte die konventionelle Angiographie heutzutage nur in Ausnahmefällen veranlasst werden?

Dennoch wird die konventionelle Angiographie heutzutage noch oft als bildgebendes Verfahren der ersten Wahl angewendet. Die Nachteile dieser Untersuchungstechnik liegen auf der Hand. Es ist eine invasive Untersuchungstechnik, bei der die Femoralarterie punktiert werden muss, was mit einem erhöhten Blutungsrisiko einhergeht. Desweiteren wird jodhaltiges Kontrastmittel appliziert, was zu Überempfindlichkeitsreaktionen sowie Nierenfunktionsstörungen führen kann. Auch die Strahlenbelastung ist bei dem oft im fortpflanzungsfähigen Alter befindlichen Patientengut als nachteilig zu erwähnen.

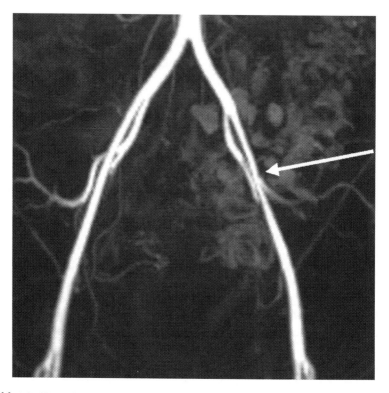

Abb.3.3 Kernspinangiographische Darstellung einer durch Endofibrose bedingten Engstelle der äußere Beckenschlagader (Pfeil)

In den Fällen, in denen von vorneherein eine interventionelle Therapie ange-strebt wird, kann bereits initial eine angiographische Darstellung diskutiert werden. Ein Beispiel hierfür wäre die Rezidivstenose nach der operativen Rekon-struktion, die mit einem medikamentenbeschichteten Ballon therapiert werden kann. Hierbei handelt es sich allerdings nach dem heutigen Wissensstand um absolute Ausnahmen. Somit tritt die digitale Subtraktionsangiographie in der Dia-gnostik der Endofibrose in den Hintergrund und wird von der Duplexsonographie sowie Magnetresonanz-Angiographie abgelöst.

Therapieoptionen 4

4.1 Kann sich Krankheit selbst zurückbilden?

Die Frage, ob sich die iliakale Endofibrose zurückbilden kann, ist nicht so einfach zu beantworten. In Anbetracht der Seltenheit des Krankheitsbildes sowie der geringen Erfahrungen im natürlichen Verlauf fehlen ausreichend Daten und Erkenntnisse. Es ist allerdings nicht davon auszugehen, dass sich die narbigen Verdickungen der Gefäßwand vollständig zurückbilden. Vorstellbar ist, dass der Prozess der intimalen Fibrosierung durch Unterbindung der Ursachen aufgehalten werden kann. So ist anzunehmen, dass durch die Reduktion des Trainingspensums eine Verminderung der mechanischen Belastung und damit der traumatischen Reizung der Arterienwand resultiert. In der bereits zitierten Expertenumfrage war keiner der Teilnehmer der Meinung, daß durch die Reduktion der Trainingsbelastung ein Rückgang der Gefäßwandveränderungen entsteht, wohingegen Einigkeit bestand, dass der Progress (Verschlechterung) aufgehalten werden kann (Delphi Consensus Paper 2016).

Ein weiterer Aspekt in diesem Zusammenhang ist nicht nur die Gefäßwandverdickung, sondern auch die trainingsbedingte Volumenzunahme (Hypertrophie) des Hüftbeugemuskels (Musculus psoas). Letztere gilt als eine der Hauptursachen der Gefäßwandveränderungen und bildet sich nach Reduktion der Belastung in gewissem Umfang erwiesenermaßen zurück.

Selbst wenn sich die Gefäßwandveränderungen nicht zurückbilden, ist davon auszugehen, dass viele Athleten nach Reduktion oder Verzicht auf den Hochleistungssport in ihrem Alltag völlig uneingeschränkt zurecht kommen würden. Trotz vorliegender Gefäßwandveränderungen ist es sehr naheliegend, dass ihre

© Der/die Autor(en), exklusiv lizenziert durch Springer Fachmedien
Wiesbaden GmbH, ein Teil von Springer Nature 2021
S. Regus, *Die iliakale Endofibrose bei Radrennfahrern und Triathleten*, essentials,
https://doi.org/10.1007/978-3-658-33433-8_4

Durchblutungssituation dennoch besser ist als die der gleichaltrigen Durchschnittspopulation und es gibt Erfahrungsberichte, dass Betroffene nach Verzicht auf den Hochleistungssport ein völlig normales Leben führen.

4.2 Welche Behandlungsmethoden gibt es?

Wie bei jedem anderen gefäßchirurgischen Krankheitsbild gibt es auch bei der iliakalen Endofibrose drei Therapiepfeiler, aufgelistet nach zunehmender Invasivität:

1. die konservative
2. die interventionelle: Aufdehnung der Engstelle mit Ballonkathetern, welche ohne operative Maßnahmen möglich sind (Punktion durch die Haut in der Leiste)
3. die offen-chirurgische Therapie: alle operativen Maßnahmen, meist in Vollnarkose

4.3 Welche konservativen Maßnahmen gibt es?

Der übliche gefäßchirurgische Patient mit einer peripheren arteriellen Verschlusskrankheit (pAVK) leidet unter einer deutlich eingeschränkten Gehstrecke oder gar nächtlichen Ruheschmerzen beziehungsweise trophischen Hautläsionen (schlecht bzw. nicht heilende Wunden). Bei einer Gehstrecke von mehr als 200 m wird in aller Regel die konservative Therapie favorisiert, um potenzielle Risiken jeglicher invasiver Therapiemaßnahmen in Relationen zum möglichen Benefit zu setzen.

Bei Patienten mit einer iliakalen Endofibrose, welche als Sonderform der pAVK gilt, ist die Situation allerdings eine ganz andere. Diese leiden in aller Regel nur bei maximaler Belastung im Wettkampf beziehungsweise bei langen Radausfahrten oder Langstreckenläufen unter einer Durchblutungsstörung und den hieraus resultierenden Schmerzen. Vergleichbar mit dem Vorgehen bei der pAVK müßte dann eigentlich die konservative Therapie empfohlen werden. Dies ist für die ambitionierten und oft sehr erfolgreichen Sportler, die mit dieser Sportart nicht selten ihren Lebensunterhalt verdienen, verständlicherweise selten tolerabel. Dennoch sollte ihnen deutlich gemacht werden, dass jeder operative oder interventionelle Eingriff auch Risiken mit sich bringt, der die Problematik verschlechtern und im schlimmsten Fall sogar mit einem Verlust des Beines (Extremitätenverlust) einhergehen kann.

Die konservativen Therapieansätze bestehen primär zunächst darin, den Hochleistungssport zu beenden oder die auslösende Sportart zu vermeiden bzw. auf eine andere zu wechseln.

Alternativ kann versucht werden, die Sitzposition zu verändern und hierdurch die Hüftbeugung zu vermindern, was allerdings allenfalls beim Hobbysportler oder im Amateurbereich als tolerable Lösung vorstellbar ist.

Physiotherapeutische Therapieansätze wie z. B. Massagen, Wärmeanwendungen, Stabilisierungs- und Dehnungsübungen sind prinzipiell möglich und sinnvoll, führen allerdings ebenfalls selten zum gewünschten Erfolg.

Auch eine Entlastung des Hüftbeugemuskels (Musculus psoas), verursacht und verstärkt durch den Zug am Klickpedal, wäre eine denkbare Option. Allerdings ist auch dies für den ambitionierten Sportler keine zufriedenstellende Therapieempfehlung, da der Verzicht auf das Klickpedal mit einer nicht unerheblichen Reduktion der Fahrgeschwindigkeit einhergehen würde.

Erfahrungsgemäß ist dennoch circa die Hälfte der betroffenen Athleten zunächst einverstanden, konservative Therapiemaßnahmen auszuprobieren, meist in Form einer Reduktion des Trainingspensums und Haltungstraining. Im Anschluß und Verlauf von zwei Jahren wünscht sich aber in etwa jeder zweite dieser konservativ behandelten Patienten invasive Therapiemaßnahmen, da sie auf den Sport nicht verzichten wollen und nicht beschwerdefrei werden.

4.4   Gibt es Medikamente?

Konservative Therapiemaßnahmen und Reduktion von Risikofaktoren, bei der Atherosklerose zum Beispiel Gewichtsreduktion, medikamentöse Senkung von erhöhten Blutdruck- sowie Blutfettwerten, sind bei der Endofibrose nicht indiziert. Für die Fälle, in denen ein arterieller Vasospasmus als ursächlich angesehen wird, könnte eine spasmolytische oder vasodilatierende Medikation erwogen werden. Erfahrungen über gefäßerweiternde (spasmolytisch oder vasodilatierend wirkende) Medikamente liegen allerdings ebenfalls nicht vor. In Anbetracht der potenziellen Nebenwirkungen auf andere Gefäßabschnitte und Organsysteme ist nicht davon auszugehen, dass diese zukünftig eine ernsthafte Behandlungsalternative darstellen könnten. Insbesondere auch deshalb nicht, weil in der Mehrzahl der Fälle bereits morphologische Gefäßwandveränderungen vorliegen und der Spasmus als Folgeerscheinung interpretiert werden muß.

Natürlich gehört auch die Schmerztherapie zu einer möglichen konservativen Maßnahme, die allerdings nicht ganz ungefährlich ist. Es gibt Literatur- und

Fallberichte über Sportler, die unter Ausschaltung bzw. Dämpfung ihrer körpereigenen Schmerzreaktionen an Wettkämpfen teilgenommen und hierbei dann eine akute Komplikation der vorbestehenden Engstelle der Beckenschlagader erlitten haben. Es kam im Rahmen der Wettkampfsituation zu einem plötzlichen Verschluss der vorbestehenden Engstelle und einer deutlichen Verschlechterung der Durchblutungssituation des Beines. Infolgedessen wurde eine notfallmäßige Gefäßeröffnung notwendig, die erfahrungsgemäß mit einem erheblich erhöhten Komplikationsrisiko einhergeht und vermieden werden sollte.

4.5   Wann kann man mit Kathetern und Stents behandeln?

Die interventionelle Therapie umfasst das Aufdehnen von Engstellen mit Ballonkatheter durch Punktion der Leistenschlagader (perkutane Ballon-Angioplastie) mit oder ohne zusätzlichen Einsatz eines Stents (Abb. 4.1a–c).

Von einer kurzfristigen Besserung der Beschwerdesymptomatik wurde vereinzelt berichtet, die Langzeitergebnisse sind allerdings selten zufriedenstellend. Es gibt auch hier keine klinischen Studien, sondern nur vereinzelte Fallberichte. Einer handelt beispielsweise von einer 28-jährigen Radrennfahrerin, die gerade auf einen Wettkampf trainierte. Sie konnte ihr Training schmerzbedingt nicht fortsetzen, wollte aber unbedingt an dem Wettkampf teilnehmen. Aus diesem Grund hat sie die empfohlene operative Therapie abgelehnt und wurde auf ihren eigenen Wunsch hin mittels Ballonangioplastie behandelt. Sie konnte daraufhin kurzfristig wieder beschwerdefrei trainieren und an den Olympischen Spielen teilnehmen. Sechs Wochen später kehrten die Beschwerden allerdings zurück und sie unterzog sich schließlich der bereits initial empfohlenen chirurgischen Therapie.

Ähnlich kurze beschwerdefreie Intervalle nach der interventionellen Therapie werden in fünf anderen Fallberichten publiziert, die Erfolgsdauer betrug hier zwischen drei Wochen und sechs Monaten. Nur ein Patient war auch nach einem Jahr noch beschwerdefrei. In diesem Fall handelte es sich allerdings um einen 51-jährigen Marathonläufer, der einen auffällig kurzstreckigen Befund am Abgang der Arteria iliaca externa hatte. Aufgrund des Alters sowie des angiographischen Befundes könnte eine Atherosklerose durchaus mitverursachend gewesen sein, sodass dies eventuell die vergleichsweise lange Offenheitsdauer erklären

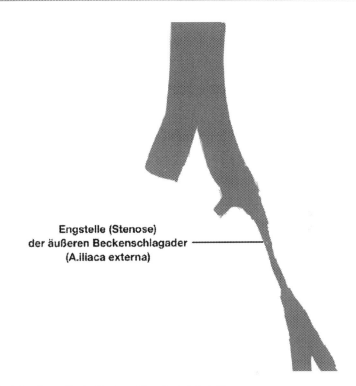

**Engstelle (Stenose)
der äußeren Beckenschlagader
(A.iliaca externa)**

Abb. 4.1a Engstelle der Beckenschlagader bei Endofibrose

könnte. An andere Stelle wird vermutet, dass gegebenenfalls grundsätzlich bei Radrennfahrer schlechtere Offenheitsraten als bei Läufer zu erwarten sind.

An Komplikationen nach der interventionellen Therapie sind akute Dissektionen und Stentverschlüsse zu nennen, die zu einer plötzlich einsetzenden und deutlichen Verschlechterung der initial vorliegenden Symptomatik führten. Dies lässt sich dadurch erklären, dass die Ursache der Erkrankung nicht beseitigt wird und die anatomischen Strukturen und Gegebenheiten, welche zu einer Kompression der Arterie führen, weiterhin vorliegen. Es empfiehlt sich daher dringend die betroffenen Athleten, die vor einem Wettkampf die interventionelle Therapie wünschen, über derartige Komplikationen aufzuklären, insbesondere da es im Extremfall auch einen Extremitätenverlust nach sich ziehen könnte.

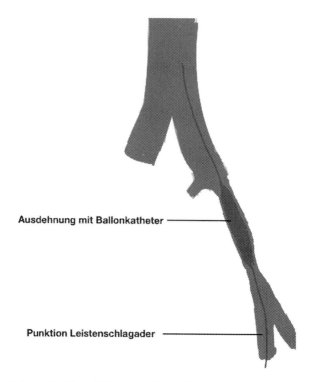

Ausdehnung mit Ballonkatheter

Punktion Leistenschlagader

Abb. 4.1b Interventionelle Aufdehnung der Engstelle mit einem Ballonkatheter

Bei symptomatischen Rezidivstenosen nach operativer Therapie hingegen ist die Angioplastie ein durchaus zu diskutierendes Vorgehen. So kann mit beschichteten Ballons (Drug eluting ballons) eine Rezidivstenose erweitert werden, erfreuliche Ergebnisse in Form von Fallberichten wurden vereinzelt publiziert. Es ist allerdings zu vermuten, dass die Ergebnisse nur dann dauerhaft zum Erfolg führen, wenn die Rezidivstenose auf die operative Gefäßrekonstruktion mit nachfolgender Intimahyperplasie zurückzuführen ist und nicht durch fortgesetzte externe Kompression. Aus diesem Grund sollte beim operativen Eingriff darauf geachtet werden, dass alle komprimierenden Strukturen identifiziert und durchtrennt beziehungsweise entfernt werden.

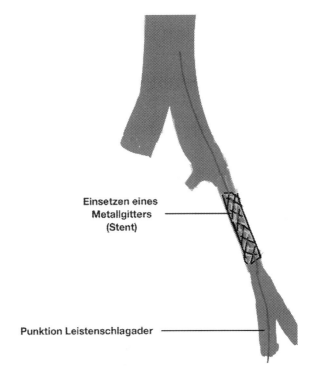

Einsetzen eines
Metallgitters
(Stent)

Punktion Leistenschlagader

Abb. 4.1c Einsetzen eines Metallgitters (Stent)

4.6 Was passiert bei der Operation?

Die operative Therapie stellt nach der aktuellen Datenlage das Vorgehen der Wahl mit den zufriedenstellendsten Langzeitergebnissen dar. Unterschiedliche Verfahren wurden beschrieben.

1. einfaches Release: Lösung der Arterie aus dem Bindegewebe und Durchtrennung von einengenden Gewebezügeln
2. Resektion und End-zu-End-Anastomosierung: Entfernung des erkrankten Arterienabschnittes und Aneinandernaht der Enden
3. Endofibrosektomie und Patchplastik: Ausschälen der Gefäßinnenschicht und Aufnaht eines Venenstreifens

4. Anlage eines iliacofemoralen Bypass (Überbrückung des erkrankten Gefäßab-
schnittes; iliacofemoral = von der Becken- auf die Leistenschlagader)

ad 1: einfaches Release
Teilweise kann bereits ein einfaches operatives Lösen der Arterie aus dem umgebenden Bindegewebe ausreichend sein. An komprimierenden Strukturen sind zum
Beispiel akzessorische Zügel des Musculus psoas oder Seitenäste der Arteria
iliaca interna zu nennen, welche normalerweise folgenlos durchtrennt werden
können (siehe Abb. 4.2a–c).

Desweiteren wäre der die Beckenschlagader kreuzende Harnleiter ebenfalls
eine Struktur, der eine Kompression verursachen kann. Berichte oder eigene
Erfahrungen hierüber liegen allerdings nicht vor. Zudem müßte eine Lösung des
Harnleiters mit äußerster Vorsicht erfolgen, um folgenschwere Verletzungen oder
Strikturen zu vermeiden.

Es ist nach der aktuellen Datenlage davon auszugehen, dass der Musculus psoas die Hauptstruktur ist, welche zu einer externen Kompression der

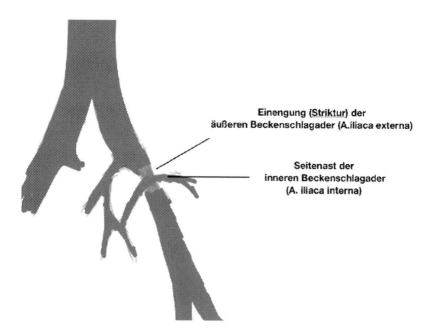

Einengung (Striktur) der
äußeren Beckenschlagader (A.iliaca externa)

Seitenast der
inneren Beckenschlagader
(A. iliaca interna)

Abb. 4.2a   Einengung der Arterie durch umgebendes Gewebe

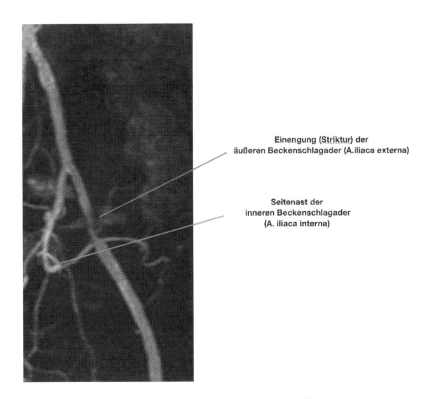

Abb. 4.2b   MR-Angiographische Darstellung eines einengenden Seitenastes

äußeren Beckenschlagader führt. Eine Durchtrennung oder Verkleinerung ist allerdings weder möglich noch zielführend. Erschwerend kommt die trainingsbedingte Hypertrophie hinzu, welche aber ebenfalls operativ nicht beseitigt werden kann. Dies wäre allenfalls durch den konservativen Therapieansatz der Trainingsreduktion möglich, geht allerdings wiederum mit einer Reduktion der Leistungsfähigkeit einher.

ad 2: Resektion und End-zu-End-Anastomosierung
Teilweise wird eine Elongation (Längenzunahme) der Iliakalarterien mit resultierender Knickbildung (Kinking) beobachtet. In solchen Fällen kann die einfache

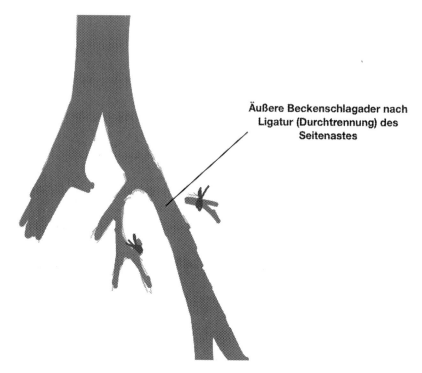

Äußere Beckenschlagader nach Ligatur (Durchtrennung) des Seitenastes

Abb. 4.2c Befund nach Durchtrennung des Seitenastes

Resektion und Kürzung des vermutlich trainingsbedingt verlängerten Gefäßes mit anschließender End-zu-End-Anastomosierung eine Therapiemöglichkeit sein. Vorteile sind der Verzicht auf Fremdmaterial, die vergleichsweise kurze Anastomose und die Streckung des Gefäßes und damit Beseitigung bzw. Reduktion der Knickbildung (Abb. 4.3a–c).

ad 3: Ausschälung der Gefäßinnenschicht (Endofibrosektomie) und Aufnaht eines Venenstreifens (Patchplastik)
Bei geradem Gefäßverlauf und gering- bis mittelgradiger Engstelle empfiehlt sich die Endofibrosektomie mit Patchplastik der eröffneten Arterie. Dies erfolgt im Idealfall mit einem Teil einer oberflächlichen Vene, alternativ kann auch ein industriell vorgefertigter Streifen aus dem Herzbeutel des Rindes (Rinderperikard) oder auch mit einem Kunststoffstreifen erfolgen. Viele Autoren bevorzugen hierbei den

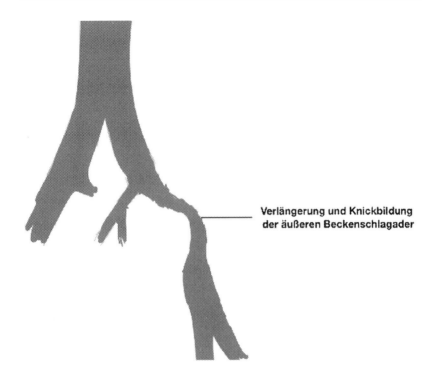

Verlängerung und Knickbildung
der äußeren Beckenschlagader

Abb. 4.3a   Knickbildung der äußeren Beckenschlagader

extraperitonealen Zugang zur A. iliaca und den Leistenzugang zur Femoralisgabel (Abb. 4.4a–g).

In einer Studie wurde, um den Schnitt in der Leiste möglichst klein halten zu können, eine spezielle Operationstechnik beschrieben: die A. iliaca externa wird hierbei abgangsnah durchtrennt, in der Leiste ausgeleitet, hier eine langstreckige Endfibrosektomie mit Venenpatchplastik durchgeführt. Die so rekonstruierte Arterie wird anschließend wieder zurück in den Retroperitonealraum geleitet und an die ursprüngliche Absetzungsstelle angeschrägt reanastomosiert (Bender et al. 2012). Die Autoren berichten von einer Erfolgsrate und Symptomfreiheit bei den so behandelten Athleten nach 29 Monaten von über 80 %.

ad 4: Anlage eines iliacofemoralen Bypasses

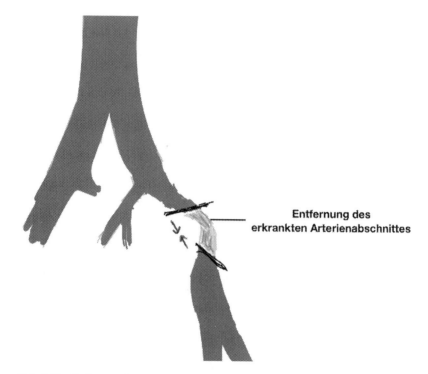

Abb. 4.3b Entfernung des kranken Arterienabschnittes

In manchen Fällen kann es notwendig sein, das Gefäß komplett zu entfernen und mit einem zwischengeschaltetem Bypass oder Interponat zu ersetzen. Als Material wird bei ausreichendem Kaliber die Vena saphena magna bevorzugt, alternativ kann auch hier eine aus dem Herzbeutel des Rindes geformte und hergestellte Rohrprothese oder ein Kunststoffbypass verwendet werden (Abb. 4.5a–b).

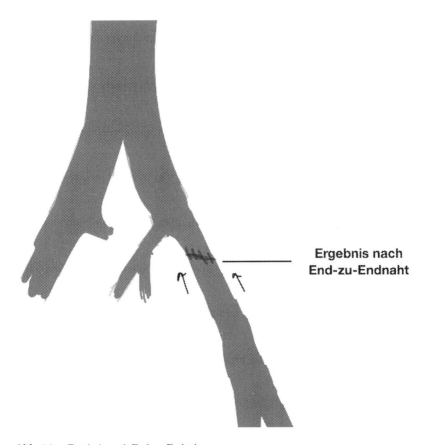

Ergebnis nach
End-zu-Endnaht

Abb. 4.3c Ergebnis nach End-zu-Endnaht

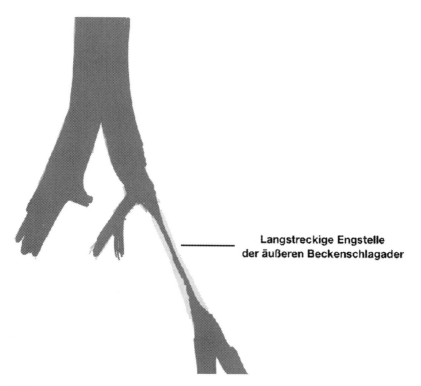

Abb. 4.4a   Langstreckige Verengung der äußeren Beckenschlagader

Abb. 4.4b
MR-angiographische
Darstellung der kranken
Schlagader

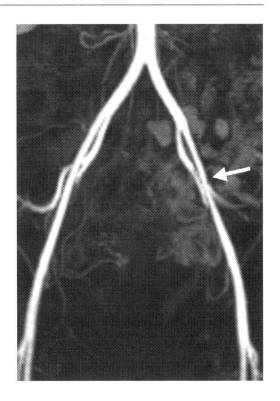

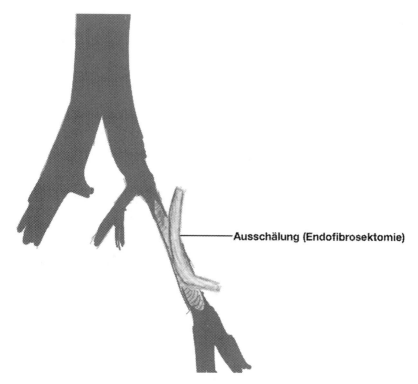

Ausschälung (Endofibrosektomie)

Abb. 4.4c   Ausschälung der Gefäßwand

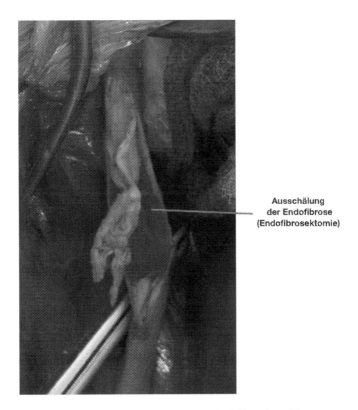

Ausschälung
der Endofibrose
(Endofibrosektomie)

Abb. 4.4d Intraoperativer Befund der Ausschälung (Endofibrosektomie)

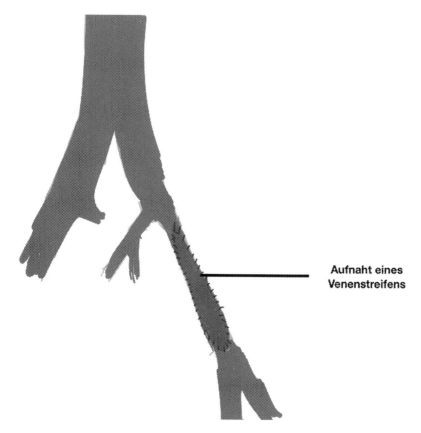

Aufnaht eines
Venenstreifens

Abb. 4.4e Aufnaht eines Venenstreifens

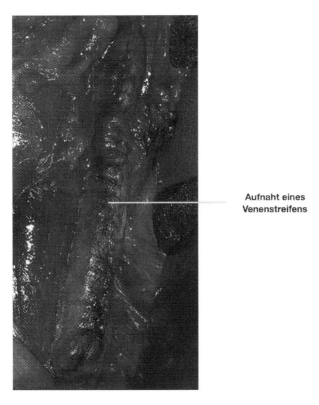

Aufnaht eines
Venenstreifens

Abb. 4.4f   Intraoperativer Befund nach Aufnaht eines Venenstreifens

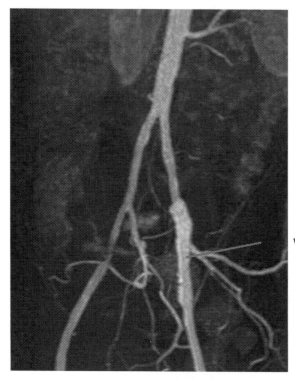

Ergebnis nach Aufnaht des
Venenstreifens (Patchplastik)

Abb. 4.4g   Ergebnis nach Aufnaht eines Venenstreifens (MR-Angiographie)

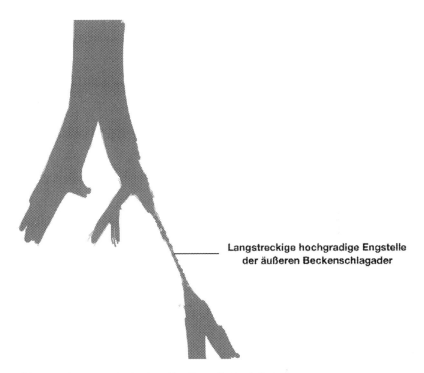

Langstreckige hochgradige Engstelle
der äußeren Beckenschlagader

Abb. 4.5a   Langstreckige hochgradige Engstelle durch Endofibrose

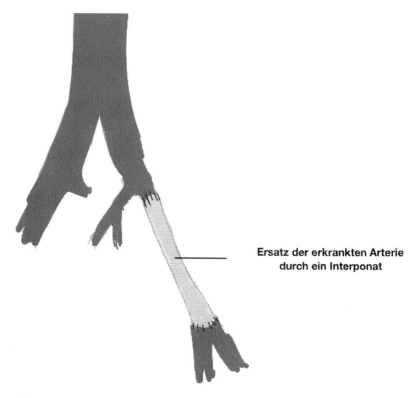

Ersatz der erkrankten Arterie
durch ein Interponat

Abb. 4.5b Befund nach Ersatz mit einem Interponat

4.7 Wann kann nach einer Operation wieder trainiert werden?

Der stationäre Aufenthalt nach dem operativen Eingriff beträgt in der Regel 4–10 Tage.

Wann nach dem operativen Eingriff wieder mit dem Training begonnen werden kann, hängt dann allerdings vom individuellen Heilverlauf ab. Oft ist es notwendig, dass der Patient noch einige Wochen eine Trainingspause einlegt, um anschließend wieder langsam einsteigen zu können. Die Mehrzahl der befragten Experten empfehlen eine postoperative Sportkarenz von 6–8 Wochen.

Was Sie aus diesem *essential* mitnehmen können

- Die iliakale Endofibrose ist eine seltene, aber ernstzunehmende Erkrankung der Beckenschlagadern bei Radrennfahrern und Triathleten
- Typische Beschwerden sind Schmerzen und ein Kraftverlust der Hüft- und Oberschenkelmuskulatur, welche bei Belastung auftreten und sich in Ruhe vollständig zurückbilden
- Die Erkrankung bleibt oft unentdeckt und die richtige Diagnose erfolgt meist erst nach einer Latenz von mehr als drei Jahren
- Die Messung des Knöchel-Arm-Dopplerindex nach schmerzauslösender Belastung ist die wegweisende Diagnostik
- Therapie der Wahl bei entsprechendem Leidensdruck ist die operative Reparatur des erkrankten Arterienabschnittes

Weiterführende Literatur als Tipp für den Leser

Shalhub, S., et al., Vasospasm as a cause for claudication in athletes with external iliac artery endofibrosis. J Vasc Surg, 2013. 58(1): p. 105–11.

Vink, A., et al., Histopathological comparison between endofibrosis of the high-performance cyclist and atherosclerosis in the external iliac artery. J Vasc Surg, 2008. 48(6): p. 1458–63.

Kral, C.A., et al., Obstructive external iliac arteriopathy in avid bicyclists: new and variable histopathologic features in four women. J Vasc Surg, 2002. 36(3): p. 565–70.

Masmoudi, S., et al., [Clinical case of the month. Iliac artery endofibrosis in a soccer player]. Rev Med Liege, 2002. 57(3): p. 135–7.

Kleinloog, J.P.D., et al., Pedal power measurement as a diagnostic tool for functional vascular problems. Clin Biomech (Bristol, Avon), 2019. 61: p. 211–216.

Bender, M.H., et al., Endurance athletes with intermittent claudication caused by iliac artery stenosis treated by endarterectomy with vein patch--short- and mid-term results. Eur J Vasc Endovasc Surg, 2012. 43(4): p. 472–7.

Schep, G., et al., Color Doppler used to detect kinking and intravascular lesions in the iliac arteries in endurance athletes with claudication. Eur J Ultrasound, 2001. 14(2–3): p. 129–40.

Schep, G., et al., Flow limitations in the iliac arteries in endurance athletes. Current knowledge and directions for the future. Int J Sports Med, 1999. 20(7): p. 421–8.

Campbell, D., et al., Intravascular ultrasound imaging as a novel tool for the diagnosis of endofibrosis. J Vasc Surg Cases Innov Tech, 2016. 2(2): p. 59–61.

Collaborators, I., Diagnosis and Management of Iliac Artery Endofibrosis: Results of a Delphi Consensus Study. Eur J Vasc Endovasc Surg, 2016. 52(1): p. 90–8.

Regus, S. and W. Lang, [Acute and chronic limb ischemia in endurance athletes – a serious diagnosis of exercise-induced lower limb pain]. Dtsch Med Wochenschr, 2016. 141(15): p. 1103–6.

Regus S. Long Distance Triathlete With Iliac Endofibrosis J Vasc Endovasc Surg. 2020 Aug;60(2):311

Regus S Gefäßerkrankungen bei Triathleten. Gefäßchirurgie. 2019;24:75–84.

Regus S, Söder, S, Lang, W Dissecting aneurysm of common iliac artery in a long-distance runner. *Journal of vascular surgery.* 2016; (2):4–6.

Regus, S., et al., MRI to investigate iliac artery wall thickness in triathletes. Phys Sportsmed, 2018. 46(3): p. 393–398.

Takach, T.J., et al., Arteriopathy in the high-performance athlete. Tex Heart Inst J, 2006. 33(4): p. 482–6.

Schubert et al., der interessante Fall: Stenose der A. femoralis communis infolge mehrjähriger intermittierender Kompression, Gefäßchirurgie 16, 2011

Printed in the United States
by Baker & Taylor Publisher Services